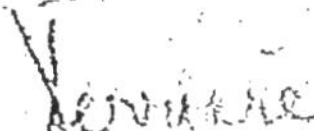

COMPTE RENDU

DES

TRAVAUX DU BUREAU DE SECOURS

Fondé à Chambéry

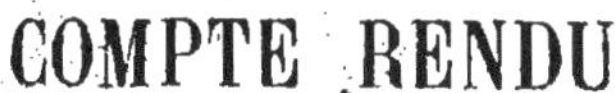

PENDANT L'ÉPIDÉMIE CHOLÉRIQUE DE 1867

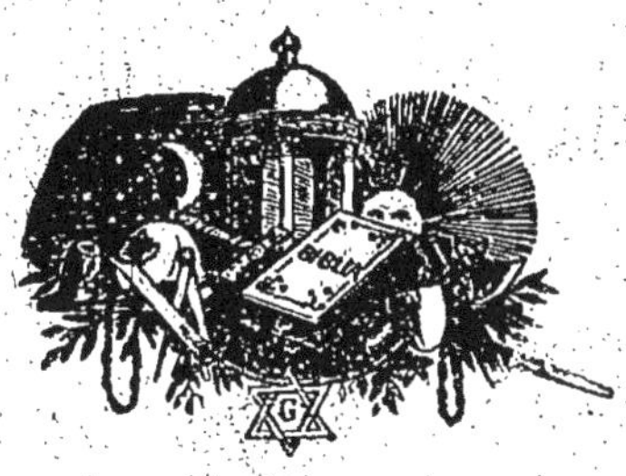

CHAMBÉRY

TYPOGRAPHIE MÉNARD ET COMPAGNIE

Rue Juiverie, hôtel d'Allinges.

1867

[illegible]

[illegible]

[illegible]

[illegible]

[illegible]

[illegible]

COMPTE RENDU

DES

TRAVAUX DU BUREAU DE SECOURS

Fondé à Chambéry

PENDANT L'ÉPIDÉMIE CHOLÉRIQUE DE 1867

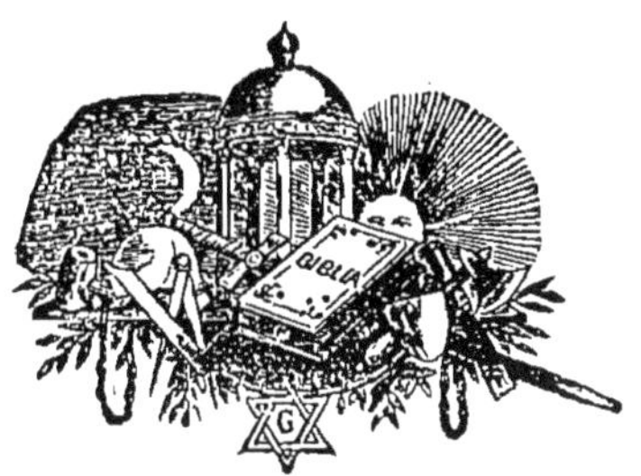

CHAMBÉRY

TYPOGRAPHIE MÉNARD ET COMPAGNIE

Rue Juiverie, hôtel d'Allinges.

1867

COMPTE RENDU

Vers la fin d'août 1867, le choléra qui, depuis quelque temps déjà était signalé dans les environs, fit son apparition dans la ville de Chambéry. D'abord disséminé çà et là, le fléau ne faisait que peu de victimes ; mais bientôt il s'abattit avec violence sur le faubourg Maché. Là, du reste, tout semblait l'appeler : nourriture malsaine et insuffisante, logements infects, manque des premiers secours, la misère enfin sous toutes ses faces.

On compte dès lors les malades par centaines et chaque journée emporte au moins une douzaine de victimes. La ville entière s'en émeut, les moins courageux abandonnent leur maison et leurs affaires pour se retirer dans la campagne, et il ne reste bientôt plus dans le quartier que les plus braves ou les plus pauvres.

En vain le Préfet, accompagné de son épouse, parcourt le faubourg, visitant les malades, ranimant les plus craintifs, consolant les familles déjà frappées et leur distribuant des secours ; en vain les médecins de la ville, trois internes des hôpitaux de Lyon appelés par le Préfet, les ordres religieux, luttent de zèle, le fléau va toujours faisant de nouveaux progrès.

La R∴ L∴ l'*Espérance Savoisienne* croit alors qu'il est de son devoir de porter secours à tant de malheureux.

Dès le vendredi matin 6 septembre, le Vén∴ F∴ Ménard constitue une commission spéciale de secours sous la présidence du F∴ Rochebrün, général polonais, ancien Vén∴ de la L∴. Elle se compose des FF∴ Janin, vice-président, Marmonnier, Pugin, Roulet, Evrot, Brassard, Fourreau, Jacob et Drivet cadet. Cette commission s'est immédiatement mise en devoir de visiter le faubourg infecté, et le lendemain soir 7, par l'organe de son président, elle faisait connaître à l'Atel∴ réuni en assemblée générale, les misères qu'elle avait rencontrées. La Loge, obéissant à un de ces élans de cœur que l'on trouve constamment en maçonnerie, et sur la proposition de la commission, ouvrit immédiatement une souscription pour venir en aide aux malades, surtout aux orphelins, et à toutes les familles nécessiteuses.

Le lendemain 8, la commission de secours, convoquée par son président, se réunit dans le salon de la Loge. Elle charge chacun de ses membres de se rendre près des malades, de recueillir tous les renseignements possibles pour arriver à la connaissance exacte des malheurs à soulager, et d'adresser au besoin un rapport au président.

Au levé de la séance de ce jour, la commission, son

président en tête, se rend auprès des malades, les encourage, les console, leur distribue les premiers secours, se renseigne, voit et juge par elle-même toute l'étendue du mal.

Le lundi 9 septembre, le Vén.·. adresse à **M.** le Maire de la ville de Chambéry une lettre conçue en ces termes :

« Monsieur le Maire de la ville de Chambéry,

« J'ai l'honneur de porter à votre connaissance que la Loge l'*Espérance Savoisienne*, dans sa réunion du 7 du courant, a constitué une commission chargée de s'enquérir de la situation des familles frappées par le fléau qui sévit en ce moment dans notre ville, de donner des soins à tous les malades et de distribuer des secours aux plus nécessiteux.

« Et je vous informe, Monsieur le Maire, que cette commission se mettra immédiatement à la disposition de la municipalité, si elle le juge nécessaire.

« Dans ce cas, il vous suffira de vous adresser à son président, M. Rochebrün, négociant, rue Juiverie.

« Veuillez agréer, Monsieur le Maire, l'assurance de mon profond respect.

« P. MÉNARD. »

Le mardi 10, le président de la commission reçoit du Maire la lettre suivante :

« Chambéry, le 10 septembre 1867.

« Monsieur le Président,

« Je serais très-heureux si vous pouviez mettre à la disposition de la Municipalité quelques-uns des membres de votre Société, pour, de concert avec la commission municipale permanente, assurer les soins à donner aux malades.

« Veuillez agréer, Monsieur le Président, l'assurance de ma considération distinguée.

« *Le Maire*, D'ALEXANDRY. »

« P. S. Veuillez, je vous prie, m'honorer d'une réponse. »

Le F∴ Rochebrün, après en avoir référé au F∴ Ménard, Vén∴, informe M. le Maire que les Membres de l'*Espérance Savoisienne* sont à son entière disposition. A cet effet, la Loge est convoquée à la hâte au local maçon∴ et entre en délibération à 10 heures du matin. Après avoir pris connaissance de la lettre de M. le Maire et de la réponse du président de la commission, dix membres sont désignés séance tenante pour se rendre à la Mairie et prendre les ordres de la Municipalité ; ils s'y transportent immédiatement et sont chargés par M. le Maire de la mission suivante :

1° Parcourir le faubourg, visiter avec soin toutes les maisons où il y a eu décès cholérique et s'assurer si les appartements, les linges et les vêtements des décédés ont été désinfectés. Si cette opération n'a pas encore été faite, envoyer prendre des matières désinfectantes et procéder immédiatement à l'assainissement ;

2° Rassurer et encourager la population ;

3° Engager les malades à se laisser transporter à l'Hôtel-Dieu, où tout est préparé pour les recevoir ;

4° S'enquérir auprès des malades des prescriptions des médecins, et insister par la persuasion pour que les ordonnances soient ponctuellement suivies ;

5° Tout membre de la commission donnera, en prenant son service, son nom à la Municipalité, et lui signalera les familles nécessiteuses ;

6° La commission est autorisée à disposer des militaires qui séjournent nuit et jour dans les appartements de l'ancienne mairie.

Ces instructions sont communiquées au F∴ Rochebrün, président, et le service est ainsi organisé :

De midi à 6 heures du soir . 5 membres.

De 6 heures à minuit . . . id.

De minuit à 6 heures du matin id.

De 6 heures du matin à midi. id.

Le Maire adresse le même jour au président de la R∴ L∴ la *Renaissance*, du Gr∴ Or∴, une lettre semblable à celle adressée au président de l'*Espérance Savoisienne*.

Le Fr∴ Ch. Forest s'empresse de répondre que tous ses sociétaires et lui sont à la disposition de la Municipalité, que d'ailleurs ils n'avaient pas attendu cette invitation pour porter secours aux cholériques, et que déjà la L∴ la *Renaissance* s'était concertée avec sa sœur la L∴ l'*Espérance Savoisienne* pour la distribution de médicaments et de soins aux malades.

En effet, vers 10 heures du matin, le F∴ Forest, Vén∴ de la *Renaissance*, du Gr∴ Or∴, s'était présenté au secrétariat et proposait au F∴ Rochebrün la réunion des deux L∴ Les secours seront ainsi plus efficaces, et on évitera la confusion du service.

Le Vén∴ F∴ Ménard est mandé ; les trois FF∴ se concertent, et dès lors la commission se composera indistinctement des FF∴ des deux Atel∴ suivant leur ordre d'inscription. Le Vén∴ F∴ Forest propose ensuite de demander à la Municipalité une des maisonnettes en bois destinées aux marchands forains les jours de marché, afin de pouvoir transporter le secrétariat au centre du faubourg Maché ; il se charge de faire de suite les démarches nécessaires. Une heure après, la maisonnette était dressée sur une des places du quartier, et les premiers médicaments y étaient apportés.

Dans la journée la circulaire suivante est adressée aux membres des deux L∴ :

Loges Maçonniques de Chambéry.

LIBERTÉ ! ÉGALITÉ ! FRATERNITÉ !

TTT∴ CCC∴ FFF∴,

Le fléau qui depuis plusieurs jours s'est abattu sur notre ville impose à chacun de nous l'obligation de remplir vaillamment son devoir.

Les deux L∴, mues par le même sentiment frat∴,

viennent d'établir d'un accord commun un poste de secours sur la place Maché.

Ce poste de secours sera occupé jour et nuit par un
nombre déterminé de FF.·.

Pour régulariser et assurer le service, les FF.·. des
deux L.·. sont priés de se faire inscrire au poste de secours, en indiquant les heures de la journée ou de la
nuit dont ils pourront disposer, afin que le secrétariat
puisse faire relever les postes avec la plus grande ponc-
tualité et le plus grand ordre.

Ce poste sera en outre muni de tous les médicaments
nécessaires pour donner aux malheureuses victimes de l'é-
pidémie les premiers secours en attendant l'arrivée d'un
médecin, qu'un F.·. de garde devra s'empresser d'aller
chercher.

Le but principal que nous devons tâcher d'atteindre
est de prévenir l'extension du choléra. Pour cela, lorsque
vous serez de service, parcourez le quartier infecté et
interrogez toutes les personnes pour connaître leur état
de santé. Beaucoup, atteintes depuis plusieurs jours de
dyssenterie, continuent à vaquer à leurs occupations sans
se soucier de leur indisposition ; engagez-les vivement
à se soigner, faites-les mettre au lit, faites-leur prendre
une tasse de thé dans laquelle vous mettrez une cuille-
rée à café d'élixir de la Grande-Chartreuse, en renou-
velant cette boisson toutes les heures ; faites-leur mettre une ceinture de laine, et si l'état d'indigence du malade ne lui permet pas cette dépense, vous trouverez à
notre poste de secours des étoffes de laine dont vous
pourrez disposer dans cette circonstance ; tâchez de ramener la transpiration chez le malade ; pendant ces
premiers soins le médecin arrivera, et c'est à lui qu'est
dévolue la suite du traitement. Vous pourrez, par ce
traitement sommaire et indiqué en temps utile, empê-
cher bien des malades d'arriver à la période algide, si
difficile à combattre.

Nous ne doutons pas, T∴ C∴ F∴, de votre concours dans cette circonstance ; si cependant des motifs sérieux nous privaient de votre participation, veuillez avoir l'obligeance de nous en prévenir.

Agréez nos plus frat∴ salutations.

CHARLES FOREST.   PAUL MÉNARD.

P. S. — Tous les médicaments, toutes les infusions, et du bouillon gras pour les convalescents, sont toujours prêts au poste de secours, ainsi qu'une instruction détaillée.

11 septembre, midi. — Les FF∴ Gillet, Janin, Roulet Jacques, Murator et Carle prennent le premier service. Le F∴ Rochebrün recommande aux membres de la commission d'agir avec la plus grande circonspection, de s'entendre avec les services déjà établis, et de ménager toutes les susceptibilités.

Un secrétariat est institué en permanence au nom des deux Loges. Les FF∴ viennent s'y faire inscrire et y rendre compte, à la fin de leur service, de tout ce qu'ils ont vu et appris.

11 septembre, 6 heures du soir. — Sont de service de 6 heures du soir à minuit les FF∴ Choudin, Brassard, Drivet cadet, Davignon, Godon.

12 septembre. — De minuit à 6 heures du matin, les FF∴ Marmonier, Basin Gabriel, Tissot, Gavioli, Excoffon.

Le F∴ Jacob demeure au secrétariat de la L∴

De 6 heures du matin à midi, les FF.·. Charléty, Paget, Boisselier, Bazin, de Verrière.

Sont de service de midi à 6 heures les FF.·. Vichet. Bourbon, Nicollet, Fourreau, Mossière.

On apprend des médecins que le plus sûr obstacle à opposer à l'épidémie serait une nourriture saine et fortifiante. Immédiatement, et sur la proposition du F.·. Godon, une immense marmite est dressée à l'un des coins de la place, et deux heures après les plus malheureux recevaient du bouillon, de la viande, du pain et du vin, soit sur le lieu même s'ils peuvent s'y rendre, soit à domicile.

Les deux Sociétés de secours mutuels, l'*Union* et les les *Arts et Métiers*, qui depuis quelque temps avaient établi un service permanent dans le faubourg, viennent s'unir à nous afin de centraliser les secours et leur donner plus d'efficacité. Les quatre Sociétés mettent le règlement suivant en vigueur et prennent le nom de *Bureau de Secours des Sociétés réunies*.

Le F.·. de Verrière est chargé du secrétariat.

RÈGLEMENT DU BUREAU DE SECOURS

Etabli par les Loges maçonniques et les Sociétés de l'Union et des Arts et Métiers

PLACE MACHÉ, A CHAMBÉRY.

Les Présidents du Bureau arrêtent ce qui suit :

1º L'entrée du Bureau est interdite aux personnes qui ne sont pas de service.

2° Le Service se compose :

D'un Président de Société ou d'un délégué ; il est chef de service, il le dirige seul, et prend toutes dispositions que les circonstaces réclament ;

De cinq hommes fournis par les quatre Sociétés.

3° Les bons d'achats sont signés par un des présidents du Bureau, et contresignés par le chef de service.

4° Il est tenu un registre sur lequel on mentionne : les noms et prénoms des malades, leur domicile, la date, l'heure de la maladie et le nom du médecin qui l'a visité, l'heure du décès s'il y a lieu ; il prend le nom de *Registre procès-verbal*.

5° Un second registre est établi pour recevoir les noms, prénoms, demeure et position des familles qui reçoivent des secours ; il prend le nom de *Registre de Secours*.

6° Aucun médicament composé n'est délivré par le Bureau ; il se charge seulement de les faire préparer par un des pharmaciens de la ville, sur ordonnance du médecin, et de les porter à domicile.

7° Aussitôt qu'un malade est déclaré, un médecin est immédiatement envoyé par les soins du chef de service.

8° Tous les jours, à 10 heures du matin, les présidents des quatre Sociétés et les présidents du Bureau se réunissent en conseil dans un local à ce destiné.

9° Est consigné sur le registre procès-verbal, le nom de tout membre qui ne se rendrait pas pour prendre le service pour lequel il aurait été commandé.

10° Les distributions de bouillon, viande, pain et vin, ont lieu deux fois par jour : à 9 heures du matin et à 5 heures du soir, sous la surveillance de deux membres de service spécialement désignés pour cela par le président de service.

11° Les noms du chef et des membres de service sont inscrits sur une pancarte apposée dans le bureau.

Ainsi fait et arrêté à Chambéry, le 12 septembre 1867.

Les Présidents du Bureau,

Signés : Charles FOREST, ROCHEBRUN.

Vu par les Présidents des quatre Sociétés,

Signés : Charles FOREST, MÉNARD,
CARRON, COTTAREL.

Le Bureau décide en outre que des circulaires tendant à constater l'état du mal, à indiquer les mesures à prendre, à rassurer et à encourager les habitants, seraient publiées par ses soins.

Le même soir, il publie la circulaire suivante :

BUREAU DE SECOURS, PLACE MACHÉ.

———

Les Loges maçonniques et les Sociétés de secours mutuels
aux habitants de Maché.

Chers Concitoyens,

Le fléau qui sévit depuis quelques jours déjà dans votre faubourg a vivement ému toute la population de notre ville.

Cependant nous devons vous dire que malgré toute la sollicitude des Francs-Maçons, des Sociétés de secours mutuels, des divers Ordres religieux et de tous les habitants, il sera fort difficile de venir à bout du terrible ennemi que nous essayons de combattre, si vous-mêmes,

les plus intéressés, ne nous prêtez pas un concours effi-
cace.

Si vous le voulez, l'épidémie peut cesser dans peu de
jours, mais il faut pour cela qne vous le vouliez bien
fermement.

L'on vous a dit maintes fois, et nous vous répétons,
que vous devez soigner la dyssenterie prémonitoire,
c'est-à-dire la diarrhée qui arrive plusieurs jours avant
la période grave de cette maladie. C'est cette dyssenterie que vous devez soigner au début, et si à son apparition vous veniez à notre bureau demander les soins
de l'un de nos médecins, tous si dévoués, des secours
et des médicaments, ou si vous alliez passer 24 heures
dans l'un des lits préparés à l'Hôtel-Dieu, vous verriez
immédiatement disparaître l'épidémie.

Mais nous devons vous dire avec autant d'étonne-
ment que de tristesse, que ceux des habitants de Maché affectés de dyssenterie, et que nous avons interrogés,
nous ont toujours nié être atteints de cette indisposition,
si bien qu'ils arrivent à l'état algide si difficile à guérir,
et cela par leur propre faute.

Soignez donc la dyssenterie à son apparition. Vous
trouverez dans notre poste de secours tous les médicaments les plus efficaces prescrits dans cette circonstance.

C'est, pour nous, remplir un devoir que de vous aver-
tir de nouveau, et vous prier instamment de prendre
très au sérieux les avis que nous vous donnons.

Nous faisons par la même occasion appel à tous les
hommes de bonne volonté pour nous aider dans le service que nous avons organisé. On s'inscrit au bureau,
place Maché.

Il est décidé que le lendemain on prendra des renseignements sur les familles vraiment nécessiteuses et que

des bons nominatifs, indiquant le nombre de portions, seront établis ; ces bons seront donnés et repris avant et après chaque distribution. Les distributions se feront deux fois par jour : le matin à 9 heures, le soir à 4 heures.

M. le Préfet visite le Bureau, demande et reçoit des informations ; il manifeste sa satisfaction, félicite et remercie les quatre Sociétés. Le F.·. Rochebrün répond que nous ne faisons en cela que suivre son exemple. — C'est mon devoir, répond-il. — C'est le nôtre aussi, dit le F.·. Rochebrün. M. le Préfet lui serre la main en disant qu'il est heureux de trouver de tels hommes dans son département.

12 septembre. — Sont de service de 6 heures à minuit, les FF.·. Calabrin, Evrot, Boissellier, Auroscope, Morin.

A en juger par la série d'articles d'une opposition plus qu'étrange publiés par une feuille de la localité, il est permis de supposer que le clergé a été ému de se voir enlever le monopole officiel de la bienfaisance, et d'apprendre que les L.·. Maç.·. (chose assez rare jusque-là) n'avaient pas craint de rompre le mystère dont il aimait à leur faire un crime et de descendre dans la rue. La municipalité, qui, la veille, avait tout pris à sa charge, revient sur ses promesses, fait des restrictions et n'accepte plus que les ordonnances des médecins rédigées sur des imprimés spéciaux émanant de la Mairie. Des bruits calomnieux ne tardent pas à circuler. Le bureau met au service des malades des hommes ivres qui les rudoient, leur donnent un médicament pour un autre et finissent par les tuer. Un nom est prononcé, le cholérique Gallet est mort empoisonné par le Bureau de secours ; le *Journal de la Savoie*, en réponse à ces bruits calomnieux, publie le lendemain la déclaration suivante, qui fait promptement justice de cette inqualifiable accusation :

« On a fait, par une malveillance inqualifiable, courir des bruits étranges relativement au décès d'un cholérique survenu à Maché dans la nuit du 12 au 13 septembre. Nous sommes heureux d'opposer à ces calomnies la déclaration suivante :

« Sur la demande des présidents du Bureau de secours, « place Maché, je m'empresse de déclarer que tous les « soins et les médicaments donnés au sieur Gallet, garçon « boucher, décédé dans la nuit du 12 au 13 septembre, « l'ont été sur mon ordre et en ma présence.

« Gantillon,
« *Int. des hôpitaux de Lyon.* »

Des religieux ou des religieuses, on ne sait pas au juste, ont été maltraités, chassés d'auprès des malades, et cent autres absurdités dont le bon sens public fait immédiatement raison. Le lendemain quelques familles manqueront aux distributions. On ira les visiter et voici ce qu'on apprendra d'elles : On est venu les trouver et on leur a dit que tout rapport avec des excommuniés les expose sans retard à l'excommunication. Le journal clérical épuise contre la *baraque* tout son savoir en fait de sarcasmes et d'injures grossières. Les frères des écoles et les religieuses, obéissant à un ordre d'en haut, disparaissent en grand nombre. Ils séjournaient d'ordinaire à la Cure, on sera obligé d'aller les demander dans leurs maisons, et ils se feront attendre. Ceux et celles qui demeureront, restés sans direction, se verront dans la nécessité de s'adresser au Bureau. Le curé de la paroisse fait plusieurs visites au Bureau, adresse des remerciments, donne des poignées de main, remet un flacon d'élixir de la Grande-Chartreuse, toutes choses qu'il niera ensuite publiquement.

Mais les quatre Sociétés, sans perdre le temps à relever ces attaques et ces méchancetés, continuent l'œuvre commencée. La population savait du reste à quoi s'en tenir. Ne voyait-elle pas des hommes, artisans pour la plupart, arriver à heure fixe, prendre les instructions nécessaires, puis courir de maison en maison, veiller, s'il en était besoin, au chevet des cholériques, les encourager, les soigner avec toute la sollicitude et l'entente d'une garde-malade, les frictionner, les couvrir de leurs vêtements et tâcher par toute sortes de moyens de ramener la chaleur absente, ensevelir les morts, les habiller, désinfecter les appartements, et retourner, quand l'heure en était venue, à leurs occupations habituelles. Si nous appuyons sur ces détails, c'est pour les laisser comme exemple à suivre à nos FF∴ qui viendront après nous.

Le V∴ F∴ Forest, membre du conseil municipal, fait une visite à M. le Préfet pour affaires concernant le service du Bureau de secours. M. le Préfet lui témoigne sa gratitude et lui remet cent francs pour ce Bureau.

Des offrandes nous sont envoyées par un grand nombre de personnes et nous permettent de donner aux distributions, sinon plus de largesse, du moins plus de variété.

13 septembre. — Sont de service de minuit à 6 heures : Revilliod, Pillet, Duchesne Jean, Blanc Laurent, Godon.

De 6 heures du matin à midi : Roux François, Jacquemin Antoine, Ancenay, Vidal, Drivet.

De midi à 6 heures : Allier, Girard, Avenier, Gay, Dufour.

De 6 heures à minuit : Lallemand Sébastien, Bal tanneur, Ellena, Genneville, Effrancey.

Le samedi soir 14, le Bureau croit qu'il est de son devoir de recommander à la population la plus grande modération dans l'emploi des aliments, et surtout des boissons, dont les classes industrieuses font souvent excès les jours où elles touchent leur salaire. A cet effet, la circulaire suivante est distribuée :

BUREAU DE SECOURS, PLACE MACHÉ.

—

Les Loges maçonniques et les Sociétés de Secours mutuels aux habitants de Maché.

Dans une circulaire que nous vous avons fait distribuer hier, nous vous donnions quelques conseils qui, suivis par vous, auront bien vite raison de l'épidémie.

A ces avis nous venons aujourd'hui en joindre d'autres.

La sobriété et la tempérance sont d'une nécessité absolue dans les circonstances critiques que nous traversons. L'usage immodéré du vin et des liqueurs peut avoir des suites funestes, tel est l'avis de tous les médecins. Soyez donc prudents dans le choix et la quantité des aliments et des boissons que vous employez.

Souvent, le dimanche, le régime de la semaine est sensiblement modifié ; gardez-vous dans ce moment de tout écart de régime ; vivez le dimanche comme les autres jours.

Soignez l'intérieur de vos habitations, faites pénétrer l'air et la lumière partout ; maintenez chez vous une propreté exquise, et bientôt vous vous applaudirez d'avoir suivi les conseils que vous donnent des amis dévoués.

Notre Bureau de secours continuera à vous distribuer gratuitement, jour et nuit, les infusions et les médicaments nécessités par un premier traitement, en attendant le médecin, et deux fois par jour du bouillon gras, du bœuf, du pain et du vin aux convalescents et aux nécessiteux.

14 septembre. Sont de service :

De minuit à 6 heures : Besson, Marmonier, Effrancey, trois membres de l'Union.

De 6 heures à midi : Boissellier, Nouvellement, Cellière, Dumais, Vigé.

De midi à 6 heures : Charléty, Mossière, Burdet, Evrot, Peyla.

De 6 heures à minuit : Guy, Cousset avocat, Tardy, Guy (de la Recette générale), Larier.

Le nombre des familles nécessiteuses connues augmente et s'élève bientôt à plus de trois cents : une nouvelle marmite est établie à côté de la première.

Le dimanche 15 septembre, l'état sanitaire est relativement bon ; quelques cas nouveaux seulement sont signalés ; les soins et les secours sont du reste tellement organisés, que les nouveaux malades sont immédiatement l'objet de toute la sollicitude du Bureau.

15 septembre. — Sont de service, de minuit à 6 heures : Nicollet avocat, Bouchère, Jacob, Grosjean Jacques, Rousseau.

De 6 heures à midi : Gillet, Savoye, Blanchet, Barlet, Colin.

De midi à 6 heures : Carle, Challier, Burillon, Bergerat, Bauregard.

De 6 heures à minuit : Genneville, Blondin, Berlin, Emery, Thomas.

Le lundi 16, la circulaire suivante est publiée :

BUREAU DE SECOURS, PLACE MACHÉ.

—

Les Loges Maçonniques et les Sociétés de Secours mutuels aux habitants de Maché.

Chers Concitoyens,

Nous sommes heureux de vous annoncer que nos conseils ont porté leurs fruits. Vous avez compris l'importance de soigner les symptômes précurseurs de la maladie, et nous savons par les médecins dévoués qui vous ont visités que les secours que vous avez réclamés, soit à notre Bureau soit à la Cure, ont été en grande partie couronnés de succès.

La mortalité est presque nulle.

Reprenez donc confiance et courage.

La nourriture saine et fortifiante que vous avez trouvée à notre Bureau a empêché bien des personnes débiles, d'être atteintes de cette terrible maladie que nous combattons. Grâce à notre fourneau, au changement de temps survenu depuis dimanche matin, ainsi qu'à l'attention que vous avez mise à suivre nos avis, le choléra disparaît, et la nature de l'épidémie semble rentrer dans la catégorie des fièvres.

Malgré cette amélioration, continuez à suivre bien exactement les prescriptions de nos deux premières circulaires, ne vous écartez en rien des lois de l'hygiène ; car n'oubliez pas que dans cette maladie plus que dans toute autre les rechutes sont des plus dangereuses.

L'automne s'avance ; profitez des quelques beaux jours que nous avons encore, pour bien nettoyer vos habitations ; lavez vos planchers avec du lissieu, et si vous n'avez pas de cendres, mettez dans votre eau chaude un peu de sel de soude ; lavez vos bois de lit, vos buffets, vos tables avec cette même lessive, et dans toutes les maisons où il y a eu un décès, changez la paille du lit et lavez tous les objets et linges employés par le décédé avec de l'eau dans laquelle vous aurez mis un peu de sel de soude ou de chlorure de chaux, que vous trouverez à notre Bureau de secours.

Nous recommandons surtout aux ménagères beaucoup d'ordre dans leur intérieur : c'est en même temps le moyen d'y entretenir une grande propreté.

Pour assainir vos habitations, où l'air quelquefois ne peut se renouveler que difficilement, versez de loin en loin quelques gouttes de vinaigre sur une pèle rougie au feu.

Vous vous apercevrez bientôt de l'efficacité de toutes ces recommandations.

Pour aider autant que possible aux progrès de la convalescence, fortifier les estomacs fatigués et attaquer ainsi le mal dans sa racine, notre Bureau de secours continuera, comme par le passé, outre la distribution des médicaments, celle du bouillon gras, du bœuf, du pain et du vin.

Nous remercions les personnes qui se sont associées à notre œuvre en faisant déposer leur offrande à notre Bureau.

16 septembre. — Sont de service :

De minuit à 6 heures du matin : Boissellier, Blanchin, Revolta, Mathiez, Chamousset.

De six heures à midi : Trouillet, Vachéry Jacques, Ronzière, Paget, Bourbon.

De midi à 6 heures : Dufour, Revilliod, Drivet cadet, Auroscope, Jacob.

De 6 heures à minuit : Boccoz, Pillet, Ellena, Calabrin, Moreno, colonel.

Le 17, le fléau continue à décroître à Maché, et semble attaquer le centre de la ville, où quelques cas sont signalés. Le service du Bureau est suffisant pour étendre ses soins à tous. Le soir paraît la circulaire n° 4, qui suit :

—

Les Loges maçonniques et les Sociétés de Secours mutuels
aux habitants de Maché.

Chers Concitoyens,

Nous sommes obligés d'appeler de nouveau toute votre attention sur les recommandations contenues dans notre circulaire n° 1.

Le choléra, avant d'arriver à la période algide, c'est-à-dire mortelle, est toujours précédé D'UNE DYSSENTERIE PRÉMONITOIRE.

Cette diarrhée peut TOUJOURS SE GUÉRIR : n'attendez pas des jours entiers avant de demander des secours.

Malgré tous nos avis, malgré tout ce que nous vous disons, la plupart des malades qui viennent à notre bureau de secours chercher le médecin sont depuis plusieurs jours affectés de dyssenterie et n'y prêtent aucune attention ; c'est presque par force qu'il faut les faire soigner.

Pourquoi cette indifférence ? Permettez-nous de vous dire qu'elle est coupable.

C'est à vous, mères de famille, que nous adressons les plus pressantes prières pour veiller à ce qu'aucun membre de votre famille ne laisse passer le temps utile pendant lequel la dyssenterie peut se guérir : songez aux orphelins déjà si nombreux qu'a faits cette blâmable insouciance, pensez à ces bonnes mères privées de leurs enfants, regardez autour de vous le vide qu'a fait l'épidémie, et dites sans crainte de vous tromper que les victimes l'ont été beaucoup plus par leur faute que par la maladie régnante.

Notre Bureau de secours, place Maché, ainsi que la Cure, sont pourvus de tout ce qu'il faut pour faire des infusions et cataplasmes en attendant l'arrivée du médecin, que l'une des personnes de garde à notre Bureau est tenue d'aller chercher sitôt que vous le demanderez.

Nous ne délivrons pas des médicaments composés : les pharmaciens seuls les préparent.

Donc plus de transaction avec la diarrhée. Dès son apparition, à son début, venez vite à nous, et soyez sûrs que l'état sanitaire reviendra bientôt ce que nous aurions voulu qu'il fût toujours.

D'après les prescriptions de M. le docteur Dénarié, nous avons fait préparer des mèches soufrées : nous engageons vivement tous les habitants du faubourg à venir en prendre à notre bureau et les faire brûler dans leurs escaliers, couloirs et cours, cela sans retard.

Les observations faites depuis quelque temps ont prouvé que les villes d'eaux sulfureuses n'étaient jamais attaquées par le choléra. Mettez à profit cette remarque et produisez dans vos habitations des vapeurs sulfureuses au moyen des mèches que nous mettons à votre disposition.

Le Bureau continuera à délivrer matin et soir le bouillon gras, bœuf, pain et vin aux convalescents et aux nécessiteux.

Quand tout sera rentré dans le calme, nous nous occuperons des mesures les plus opportunes à prendre pour venir en aide aux orphelins.

17 septembre. -- Sont de service, de minuit à 6 heures du matin : Roupioz, Burnier, Bernard, Gonay aîné, Gentil.

De 6 heures à midi : Ronzière, Mossière, Domenge fils, Roulet, Bazin.

De midi à 6 heures du soir : Hausmann, Bouchère, Carle, Cachoud, Bertholet.

De 6 heures du soir à minuit : Bernier, Frumy, Burdet, Dorlut, Genneville.

Du mercredi 18 au jeudi 19 le fléau semble tout à coup s'apaiser ; les nouveaux cas sont plus rares et les morts moins fréquentes.

18 septembre. — Sont de service, de minuit à 6 heures : Roulet, Bal, Sylvestre Jacques, Pugin, Charléty.

De 6 heures à midi : Isar, Vuillerme, Portier aîné, Chevron François, Besson Antoine.

De midi à 6 heures : Ludow Vigé, Munier Antoine, Guélard Edouard, Bessolaz frères.

De 6 heures à minuit : Boissellier, Nouvellement, Pillet, Perroux, Larguier.

Le 19, M. le Préfet fait au Bureau une nouvelle visite, au retour d'une tournée à Maché près des malades. Il est conduit par le F∴ Carron, président de la Société de l'Union, dans la cour où se font alors les distributions de vivres. Nouvelles félicitations de sa part.

19 septembre. — Sont de service, de minuit à 6 heures du matin : Grossmann, Tissot, Cellière, Dufour, Janin.

De 6 heures à midi : Ronzière, Carle, Burnier, Blanc, Marmonier.

De midi à 6 heures : Gillet, Grosse aîné, Monge F., Maret, Morens.

De 6 heures à minuit : Allier, Domenge, Genneville, Carle Nicolas, Guy.

Le vendredi 20 septembre, on est définitivement maître de l'épidémie. La municipalité croit devoir alors se réunir en conseil. Le soir, on apprend qu'elle a voté deux mille francs en faveur des familles nécessiteuses du faubourg, et que cette somme est mise à la disposition des Dames de charité. Les journaux du lendemain publient une lettre du Maire, par laquelle il informe les habitants de la décision prise dans le conseil de la veille.

Le soir du même jour 20 septembre, le Bureau de secours publie la circulaire suivante :

BUREAU DE SECOURS, PLACE MACHÉ

—

Les Loges Maçonniques et les Sociétés de Secours mutuels
aux habitants de Maché.

Chers Concitoyens,

La Municipalité vient, dans sa séance d'aujourd'hui, de prendre des mesures efficaces pour l'organisation de secours en rapport avec le grand nombre de familles frappées par l'épidémie, et de voter des fonds suffisants pour subvenir à tous les besoins ; elle charge les Dames de charité de la distribution de ces secours.

Nous sommes heureux que le Conseil municipal ait pris cette détermination.

Dans notre circulaire n° 4, nous avions annoncé que notre Bureau de secours chercherait les moyens les plus propres à venir en aide aux orphelins ; la Ville, comprenant toute l'importance de cette question, vient d'ouvrir à cet effet une souscription publique.

Chers Concitoyens,

Quoique la mission que nous avons remplie près de vous jusqu'à ce jour soit dès aujourd'hui à la charge de la Ville, nous continuerons néanmoins, comme aux premiers jours de l'épidémie, à visiter les familles malades et nécessiteuses pour leur offrir les secours qui pourraient encore leur manquer, et vous pouvez à toute heure venir sans crainte frapper à notre porte.

L'épidémie sévit avec moins de violence ; reprenez, avec le courage, vos occupations habituelles, et soyez persuadés que si par malheur le fléau venait de nouveau frapper votre faubourg ou n'importe quel quartier de notre cité, vous trouverez nos associations toujours unies et toujours prêtes à vous venir en aide dans la mesure de leurs forces.

Notre distribution publique de secours cessera demain soir samedi, les Dames de charité étant, à partir de ce moment, en mesure de satisfaire, avec les fonds de la Commune, à tous vos besoins.

En votre nom et au nôtre, nous remercions avec les sentiments de la plus profonde reconnaissance, les médecins, qui nous ont prêté un concours si dévoué ; les membres des ordres religieux, que nous avons souvent trouvés au chevet des malades ; ces braves militaires, qui jour et nuit ont toujours été à notre disposition pour vous porter secours, et toutes les personnes qui se sont associées à notre œuvre.

Le même jour, le Bureau de secours se faisait inscrire pour la somme de 500 francs sur la souscription ouverte par la Municipalité en faveur des orphelins.

20 *septembre*. — Sont de service :

De minuit à 6 heures du matin : Ancenay, Vigé, Damery, Grosse aîné, Moreno.

De 6 heures à midi : Pugin, Monet, Déviaz Louis, Vidal, Evrot.

De midi à 6 heures : Choudin, Guélard, Effrançais, Excoffon, Massiottaz.

De 6 heures à minuit : Godon, Peyla, Bertholet, Gavioli, Niéloud Charles.

Le 21 au soir, au moment où les membres du Bureau allaient se retirer, une commission nommée par la population du faubourg Maché, qui se pressait en foule sur la place, présenta l'adresse suivante :

> *Messieurs des Loges maçonniques, de la Société de l'Union et des Arts et Métiers,*

Une terrible circonstance a mis au grand jour ce que vos institutions renferment de sublime en fait de dévoûment, de charité et de fraternité. A l'œuvre nous vous avons reconnus, Messieurs, vous les pionniers infatigables du progrès, les propagateurs de la véritable charité, qui n'humilie jamais, parce que vos bienfaits n'imposent rien à la conscience de celui qui les reçoit. Nous vous avons reconnus, Messieurs, partout où le malheur était. Merci, Messieurs, mille fois merci pour tous les habitants du quartier. Le faubourg Maché conservera dans son histoire la triste page du malheur qui l'a frappé, mais il saura aussi montrer avec reconnaissance les pages des services que vous lui avez rendus.

Au nom des parents des victimes qui n'ont pu être sauvées malgré vos secours, au nom de ceux que ces secours ont sauvés, au nom enfin de tous les habitants du faubourg Maché, nous venons vous exprimer notre admiration et vous témoigner notre reconnaissance, qui vous est acquise à tout jamais.

Continuez, Messieurs, nous vous en prions, ces œuvres de charité, et jetez de temps en temps, du sein de vos assemblées, un regard sur les pauvres orphelins, sur ces veuves sans appui et sur tous les malheureux que le fléau a frappés.Que vos secours apaisent leur douleur, et croyez-le, Messieurs, la reconnaissance de tous les habitants du faubourg Maché sera éternelle, ils n'oublieront jamais le zèle et le dévouement fraternels dont vous avez fait preuve, et ils en conserveront un éternel souvenir.

Le F∴ Rochebrün, dans une courte improvisation, remercie au nom du Bureau de secours, et terminé par ces paroles : « Pour nous tous les hommes sont frères ; « nous n'avons fait que notre devoir. »

21 septembre. — Sont de service :

De minuit à 6 heures : Chevallier, Routin, Nouvellement, Dufour, Cavallero.

De 6 heures à midi : Guiguet, Charléty, Ronzière, Cellière, Cabaud.

De midi à 6 heures : Le Boutteux, Cousset, Bernier, Meffret, Genneville.

Tout semblait être terminé, quand le 27 septembre, paraît dans le *Journal de la Savoie* une lettre de **M**. le curé de Maché, ainsi conçue :

« Chambéry, le 25 septembre 1867.

« Monsieur le Directeur du *Journal de la Savoie*,

« Les soins spirituels et temporels à donner aux nombreux et chers malades de ma paroisse m'ont interdit la lecture des journaux, dès le début de la cruelle épidémie qui vient de nous affliger. Aujourd'hui, comme le fléau commence à me laisser quelque peu de répit, je vois avec surprise — dans votre numéro du mercredi 18 septembre — mon nom figurer au nombre des *personnes qui ont bien voulu contribuer à la distribution des secours faits par le bureau de la place Maché.* Je suis supposé avoir porté ou envoyé à ce bureau un flacon d'élixir de la Grande-Chartreuse. — Vous dites encore dans votre numéro 111 (dimanche 15 septembre) : M. *le curé de Maché, après avoir visité ce poste de secours et s'être rendu compte des détails de son installation, en a remercié les organisateurs au nom de la population de Maché.*

« Les personnes qui vous ont porté ces faits et renseignements vous ont mal informé : il n'y a rien de vrai en tout cela. J'avais autour de moi une organisation parfaite pour secourir mes pauvres malades. Rien ne leur a manqué, dès le commencement de l'épidémie, longtemps avant que les *Loges maçonniques* eussent dressé leur baraque sur notre place. Je n'avais aucun besoin de lier des relations avec une société, plus ou moins *secrète*, que tout catholique, à plus forte raison tout prêtre, sait être excommuniée. Eh ! certes, il faut aimer tous les hommes sans aucune exception, parce que tous sont les enfants de Dieu et nos frères en Jésus-Christ ; il faut leur vouloir du bien et leur en faire ; il faut être juste et bon avec et envers eux. Mais il faut aussi tenir fermement aux principes du Christianisme, ne jamais transiger avec eux, et condamner avec l'Église ce que l'Église condamne.

« Je vous prie, M. le Directeur, au nom de la vérité, de vouloir bien publier cette lettre dans votre prochain numéro, et d'agréer les sentiments respectueux de votre humble et obéissant serviteur.

« J.-C. Farnier,
« Curé-archip. de St-Pierre de Maché. »

En réponse, le même journal publiait la lettre suivante :

« Chambéry, le 26 septembre 1867.

« Monsieur le Curé de Maché,

« Dans une lettre que vous adressez à M. le Directeur du *Journal de la Savoie*, qui nous l'a communiquée, vous contestez l'exactitude de deux faits rapportés par ce journal.

« L'un relatif à vos visites à notre bureau de secours, l'autre relatif à votre don d'un flacon d'élixir de la Grande-Chartreuse.

« C'est avec le plus profond regret, croyez-le, M. le curé, que nous nous voyons dans l'obligation de redresser les deux erreurs contenues dans votre lettre qui n'est pas due, peut-être, à votre seule initiative.

« Lors de vos *deux* visites à notre bureau de secours, nous étions cinq, signataires de la présente lettre. Vous avez bien voulu nous remercier de tout ce que nous faisions pour vos paroissiens, et vous avez chaque fois serré la main de l'un de nous.

« Quant au flacon d'élixir, vous l'avez de votre main remis à deux de nos sociétaires en visite chez vous. Ces messieurs, également signataires de la présente lettre, vous l'ont demandé pour notre bureau, momentanément dépourvu de ce remède.

« La charité n'a pas de drapeau et n'est pas un monopole, chacun a le droit de l'exercer à sa manière.

« Soyez bien convaincu, M. le curé, que nous ferons toujours le bien quand nous le pourrons, sans souci des attaques inconvenantes auxquelles nous sommes en butte.

« C'est bien malgré nous que nous sortons du silence que nous nous étions imposé. Cette rectification que vous nous forcez de faire sera la dernière, et quelles que soient les insinuations malveillantes qui se produiraient, nous n'y répondrons plus.

« Agréez, M. le curé, l'assurance de nos sentiments distingués.

« BOISSELLIER, EVROT, FOREST, GILLET, DUMAIS, NOUVELLEMENT, MÉNARD, ROCHEBRÜN, GROSSE,

« Tous témoins des faits ci-dessus énoncés. »

On lit dans le *Moniteur universel* :

Par décret en date du 30 septembre 1867, rendu sur la proposition du garde des sceaux, ministre de la justice et des cultes, M. l'abbé Farnier, curé de Maché à Chambéry (Savoie), a été nommé chevalier de l'ordre impérial de la Légion d'honneur : dévouement pendant la dernière épidémie cholérique.

Le Secrétaire du Bureau de secours,

E. DE VERRIÈRES.

9 782019 225193